LOS
CINCO
RITOS
TIBETANOS
DE LA ETERNA
JUVENTUD

Si este libro le ha interesado y desea que lo mantengamos
informado de nuestras publicaciones, puede escribirnos a
comunicacion@editorialsirio.com,
o bien registrarse en nuestra página web:
www.editorialsirio.com

Diseño de portada: Editorial Sirio, S.A.
Imagen de portada: © Zdenka Darula - Fotolia.com

©   de la presente edición
EDITORIAL SIRIO, S.A.

EDITORIAL SIRIO, S.A.	NIRVANA LIBROS S.A. DE C.V.	ED. SIRIO ARGENTINA
C/ Rosa de los Vientos, 64	Camino a Minas, 501	C/ Paracas 59
Pol. Ind. El Viso	Bodega nº 8,	1275- Capital Federal
29006-Málaga	Col. Lomas de Becerra	Buenos Aires
España	Del.: Alvaro Obregón	(Argentina)
	México D.F., 01280	

www.editorialsirio.com
sirio@editorialsirio.com

I.S.B.N.: 978-84-96595-60-6
Depósito Legal: MA-189-2014

Impreso en IMAGRAF

PETER KELDER

LOS
CINCO
RITOS
TIBETANOS
DE LA ETERNA
JUVENTUD

El Ojo de la Revelación

HOJAS 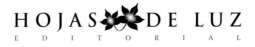 DE LUZ
EDITORIAL

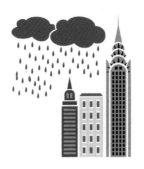

Primera parte

Una tarde, entré en el Club de Viajeros para refugiarme de un súbito aguacero. Mientras esperaba a que escampara sentado en un cómodo sillón, entablé conversación con un señor mayor muy interesante, un hombre que, aunque no conocía hasta entonces, estaba destinado a cambiar el curso de mi vida. Lo llamo señor mayor porque eso es lo que era exactamente. Aparentaba tener unos setenta años y, en efecto, esa era su edad. Era delgado y estaba encorvado, y al caminar se apoyaba pesadamente en su bastón.

Resultó ser un oficial retirado del ejército británico, que también había servido en el cuerpo diplomático de la Corona. Existían pocos lugares en el mundo que el coronel Bradford —como lo llamaré desde ahora, aunque ese no es su verdadero nombre— no hubiera visitado una u otra vez en su vida. Animado por la atención que le prestaba, me contó sucesos ocurridos en sus viajes, verdaderamente entretenidos. No es necesario decir que escuchándolo pasé una tarde interesante y provechosa. Esto sucedió hace ya algunos años.

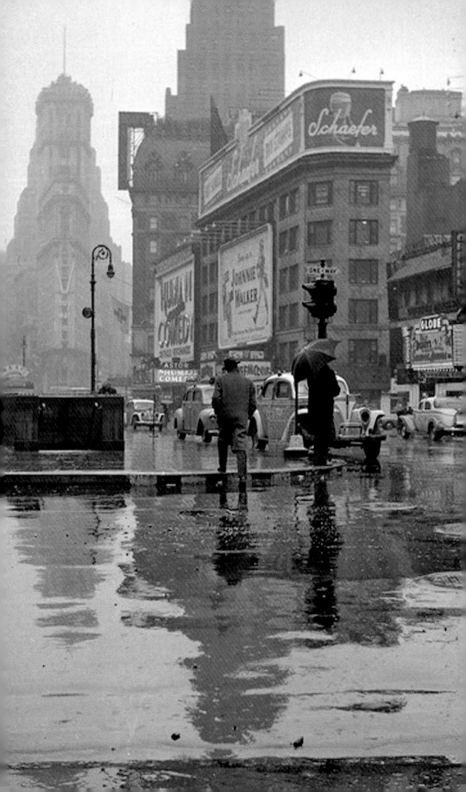

Después de ese día, continuamos reuniéndonos a menudo. Nos llevábamos a las mil maravillas. Muchas tardes, ya fuera en su casa o en la mía, solíamos conversar hasta muy entrada la noche.

Fue en una de esas ocasiones cuando experimenté la sensación de que el coronel Bradford quería decirme algo importante. Sin duda albergaba un secreto muy profundo en su corazón que le era difícil exteriorizar. Con todo el tacto y la diplomacia que pude reunir, logré hacerle entender que me complacería mucho ayudarlo de alguna manera y que si quería contarme lo que estaba pensando, yo lo mantendría en la más estricta confidencialidad. Lentamente al principio, y luego con más confianza, comenzó a hablar.

Durante su estancia en la India varios años atrás, el coronel Bradford había tratado con cierta frecuencia con nativos nómadas procedentes de los lugares más remotos del país. Había oído muchos relatos interesantes acerca de la vida y de las costumbres de dichas gentes. Una de esas historias que despertaron en él un extraño interés la escuchó varias veces, pero siempre de boca de los nativos que habitaban en una región particular. Los habitantes de las demás regiones parecían no saber nada de ella.

La historia estaba relacionada con un grupo de lamas o monjes tibetanos que, en apariencia, habían descubierto la «fuente de la juventud». Los nativos hablaban de un anciano que misteriosamente había recobrado la salud y la fuerza, así como el vigor y la virilidad, poco tiempo después de haber ingresado en cierto lamasterio; sin embargo, al parecer nadie conocía la ubicación exacta de dicho lugar.

Como tantos hombres, el coronel Bradford había empezado a envejecer a partir de los cuarenta años, sin haber notado posteriormente ningún signo de rejuvenecimiento.

Ahora, cuanto más escuchaba la historia de la «fuente de la juventud», más se convencía de que tal lugar y tales hombres realmente existían. Comenzó a recabar información sobre el tipo de paisaje, el clima y otros datos que pudieran ayudarlo a localizarlos. El deseo de encontrar la «fuente de la juventud» se apoderó de su mente a partir de entonces.

Ese deseo, según me dijo, se había vuelto tan poderoso que finalmente decidió regresar a la India e iniciar en serio la búsqueda del lugar donde se refugiaban esos ancianos-jóvenes, no sin antes proponerme que lo acompañara en su viaje. Francamente, cuando terminó de contarme esa fantástica historia, yo también estaba convencido de su veracidad y estuve tentado de ir con él, pero desistí en el último momento.

Se marchó unos días más tarde y yo me consolé de no haber ido con él pensando que uno debe aceptar el hecho de envejecer, y hacerlo elegantemente, y que tal vez el coronel estaba en un error al tratar de sacarle a la vida más que el resto de los hombres. Pero no se me iba de la cabeza. ¡Una fuente de la juventud! ¡Qué idea tan emocionante! Por su propio bien, esperaba que el coronel la pudiera encontrar.

Transcurrió el tiempo. Con la presión de los asuntos cotidianos, el coronel Bradford y su «Shangri-La» se fueron desvaneciendo de mi memoria, hasta que, al volver una tarde a mi apartamento, encontré una carta escrita de puño y letra por el coronel. ¡Todavía estaba vivo! La carta parecía haber sido redactada en un estado de alegre ansiedad. En ella me decía que a pesar de los retrasos en realidad estaba a punto de encontrar la «fuente de la juventud». No facilitaba ninguna dirección.

Pasaron bastantes meses más hasta que volví a saber de él. En esta ocasión se trataba de buenas noticias. ¡Había hallado la «fuente de la juventud»! Y no solo eso, sino que se la iba a traer a los Estados Unidos, y llegaría aproximadamente dos meses más tarde. Habían transcurrido casi cuatro años desde la última vez que lo había visto. ¿Habría cambiado en algo?, me preguntaba. Desde luego, estaría más viejo, pero quizá no más calvo, aunque sí más encorvado. Después se me ocurrió la asombrosa idea de que tal vez esa «fuente de la juventud» en verdad hubiera podido ayudarle. Sin embargo, en mi imaginación no me era posible visualizarlo de un modo distinto al que lo había visto la última vez, acaso tal vez un poco más viejo.

Una tarde decidí quedarme en casa para ponerme al día en mis lecturas y escribir unas cuantas cartas. Acababa de ponerme cómodo, y me disponía a leer, cuando sonó el teléfono.

—El coronel Bradford pregunta por usted, señor —me dijo el portero.

—Déjelo subir —grité. Lancé el libro a un lado y me precipité hacia la puerta. Al abrir, miré con curiosidad a la persona que tenía delante de mí pero comprobé con desaliento que no era el coronel Bradford, sino alguien mucho más joven.

Advirtiendo mi sorpresa, el hombre dijo:

—No me esperaba, ¿verdad?

—No —confesé—, pensé que era un viejo amigo mío, el coronel Bradford.

—He venido a verle precisamente para hablarle del coronel Bradford, el hombre a quien usted esperaba —contestó.

—Pase —le dije.

—Permítame presentarme —dijo el extraño mientras entraba—. Me llamo Bradford.

—¡Ah, vaya! Es usted el hijo del coronel Bradford —exclamé—. Me ha hablado de usted con frecuencia. Sí, se parece a él un poco.

—No, no soy mi hijo —respondió—. No soy otro que tu viejo amigo, el coronel Bradford, el anciano que se marchó a los Himalayas.

Me quedé atónito e incrédulo ante sus palabras; luego, lentamente, comencé a comprender que ese hombre era en verdad el coronel Bradford, a quien había conocido años antes, aunque se había producido un cambio sorprendente en su apariencia. En lugar de un anciano pálido, encorvado y con bastón, ahora tenía ante mí un hombre vigoroso, alto, erguido y en la flor de la vida. Incluso su cabello, que le había vuelto a crecer, no mostraba ni una sola cana.

Mi entusiasmo y mi curiosidad no tenían límites. De inmediato lo bombardeé con preguntas hasta que levantó las manos.

—Espera, espera —protestó riéndose—. Voy a comenzar desde el principio y te contaré todo lo sucedido.

Y así lo hizo.

Después de llegar a la India, el coronel comenzó directamente por la región donde vivían los nativos que le habían hablado de la «fuente de la juventud». Afortunadamente, tenía algunos conocimientos de su lengua. Pasó varios meses allí, haciendo amistad con la gente y recopilando toda la información posible sobre el lamasterio que buscaba. Fue un proceso largo y lento; no obstante, su astucia y su perseverancia consiguieron llevarlo al codiciado lugar del que había oído hablar tan a menudo pero en cuya existencia solo creía a medias.

El relato del coronel Bradford sobre lo que ocurrió después de que lo admitiesen en el lamasterio es como un cuento de hadas. Desearía que el tiempo y el espacio me permitan ordenar aquí todas sus experiencias, las interesantes prácticas de los lamas, su cultura y su total indiferencia hacia el mundo ordinario. No existía allí ningún anciano. Para su sorpresa, los lamas consideraban al coronel Bradford un caso extraño, pues hacía mucho tiempo que no veían a nadie con un aspecto tan decrépito como él. Los lamas se referían a él bondadosamente llamándolo El Anciano.

—Durante las dos primeras semanas después de mi llegada –dijo el coronel–, me sentía como un pez fuera del agua. Me maravillaba por todo cuanto veía y a veces me costaba creer lo que mis ojos percibían. En poco tiempo me sentí mucho mejor, dormía como un tronco todas las noches y utilizaba mi bastón solamente cuando subía a las montañas.

»Un mes después de llegar, recibí la mayor sorpresa de mi vida. Mi asombro fue extraordinario. Fue el día que entré por primera vez en una sala muy amplia y ordenada que los lamas utilizan como biblioteca para los manuscritos antiguos. En un extremo de la habitación había un espejo de cuerpo entero. Llevaba más de dos años sin ver mi reflejo, así que con gran curiosidad me detuve ante el cristal.

»Me quedé asombrado: mi apariencia había cambiado enormemente. Parecía que me habían quitado quince años de encima. Era el primer indicio de que estaba rejuveneciendo; pero a partir de ese momento cambié tan deprisa que, para todos los que me conocían, fue algo evidente. En poco tiempo dejé de oír el título honorario de El Anciano.

Una llamada a la puerta interrumpió al coronel. Abrí para que entrara una pareja de amigos que acababan de llegar a la ciudad y que habían elegido el momento más inoportuno para pasar una tarde conmigo. Oculté mi desilusión y mi molestia lo mejor que pude y los presenté al coronel Bradford. Todos conversamos un rato, hasta que el coronel, mientras se levantaba, dijo:

—Siento tener que marcharme tan temprano, pero tengo una cita con un viejo amigo que se marcha de la ciudad esta noche. Espero que volvamos a vernos pronto.

En la puerta se volvió hacia mí y me dijo en voz baja:

—¿Podrías comer mañana conmigo? Si te es posible, prometo contarte todo acerca de la «fuente de la juventud».

Acordamos la hora y el lugar de reunión y seguidamente el coronel se marchó. Cuando volví al salón, uno de mis amigos señaló:

—Verdaderamente es un hombre muy interesante, pero parece muy joven para estar ya retirado del ejército.

—¿Qué edad suponéis que tiene? –pregunté.

—Bueno, aparenta menos de cuarenta –respondió mi amigo– pero por las experiencias que ha vivido supongo que debe de tener esa edad.

—Sí, tienes toda la razón –respondí de un modo evasivo, y cambié hábilmente de tema de conversación. Pensé que lo mejor era no despertar ninguna extrañeza con respecto al coronel hasta que supiera cuáles eran sus planes.

Al día siguiente, después de comer juntos, fuimos a la habitación del coronel en un hotel cercano y allí por fin me habló de la «fuente de la juventud».

—La primera enseñanza importante que recibí al entrar en el lamasterio –comenzó– fue la siguiente: el cuerpo tiene siete centros que podríamos llamar vórtices. Estos son una especie de centros magnéticos que giran a gran velocidad mientras el cuerpo está sano. La disminución de dicha velocidad es un indicio de vejez, enfermedad o senilidad. Dos de estos vórtices se encuentran en el cerebro, uno en la base de la garganta; otro en el lado derecho del cuerpo, en la región del hígado; otro en el centro sexual, y uno en cada una de las rodillas.

»Cuando el individuo goza de buena salud, estos centros de actividad giratoria se extienden mucho más allá de la propia piel; sin embargo, cuando envejece, está débil o enfermo, difícilmente llegan a la superficie, a excepción de los que se encuentran en las rodillas. La forma más rápida de restablecer la salud, la juventud y la vitalidad es hacer que estos centros magnéticos vuelvan a girar, para lo cual existen cinco ejercicios. Cada uno de ellos por separado resulta muy útil, pero para obtener resultados brillantes hay que realizar los cinco. En realidad no son ejercicios, en el sentido de la cultura física. Los lamas los consideran ritos, así que en lugar de llamarlos ejercicios o prácticas, nosotros también los denominaremos de ese modo.

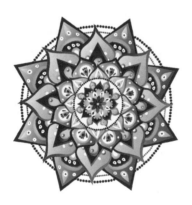

Existen siete vórtices en el cuerpo. El vórtice A se localiza en el centro de la frente; el B se ubica en la parte posterior del cerebro; el C se encuentra en la región de la garganta, en la base del cuello; el D, en el lado derecho del cuerpo, encima de la línea de la cintura; el E, en los órganos reproductores, y está directamente ligado al vórtice C de la garganta; por último los vórtices F y G están situados en cada una de las rodillas.

Estos vórtices dan vueltas con gran rapidez. Cuando todos giran a la misma velocidad y esta es alta, el cuerpo se encuentra en perfecto estado de salud. Cuando uno o varios de ellos disminuyen su velocidad, surge el envejecimiento, la pérdida de fuerza y la senilidad.

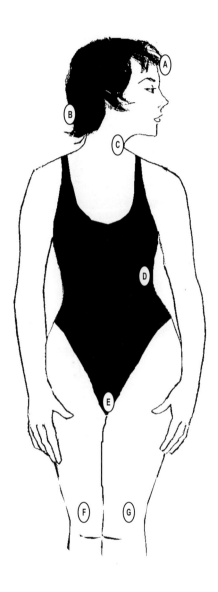

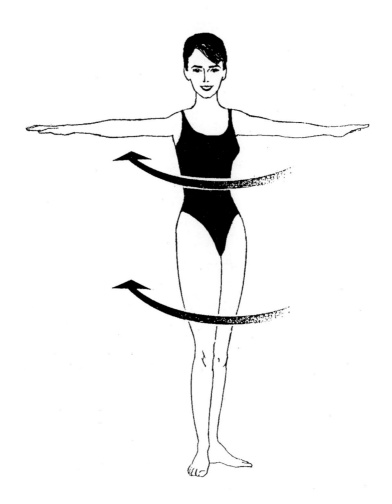

Rito nº 1

—El primer rito –continuó el coronel– es muy sencillo. Tiene como fin aumentar la velocidad de los vórtices. Cuando éramos niños lo usábamos en nuestros juegos. Es como sigue: se pone uno en pie, erguido, con los brazos extendidos horizontalmente, a la altura de los hombros. Luego se comienza a girar hasta sentirse ligeramente mareado. Solo hay una condición: se debe girar de izquierda a derecha. En otras palabras, si colocáramos un reloj en el suelo con la esfera hacia arriba, giraríamos en el mismo sentido que las manecillas.

»Al principio, un adulto medio será capaz de girar aproximadamente media docena de veces. Luego se sentirá lo suficientemente mareado para querer sentarse o acostarse. Eso es precisamente lo que debe hacer. Y eso fue lo que yo hice. Para comenzar hay que practicar este rito hasta el punto en que se sienta un ligero mareo. A medida que pase el tiempo y los vórtices giren más rápido gracias a este y a los otros ritos, seremos capaces de practicar en un grado más elevado.

»Cuando estuve en la India me sorprendió ver a los Maulawiyah, conocidos más comúnmente como derviches giradores, que dan vueltas y vueltas casi sin parar, inmersos en un frenesí religioso. Dos cuestiones relacionadas con el Rito número 1 me llamaron la atención. La primera fue que estos derviches giradores daban vueltas en una sola dirección, es decir, de izquierda a derecha, en el sentido de las manecillas del reloj. La segunda fue la virilidad y corpulencia de los más ancianos; eran vigorosos y robustos, mucho más que la mayoría de los hombres de su edad.

»Mientras hablaba sobre esto con uno de los lamas, me informó de que, aunque estos movimientos giratorios de los derviches realmente tenían consecuencias muy benéficas, también podían provocar un efecto nocivo. Al parecer, un largo periodo de giros estimula una gran actividad de los

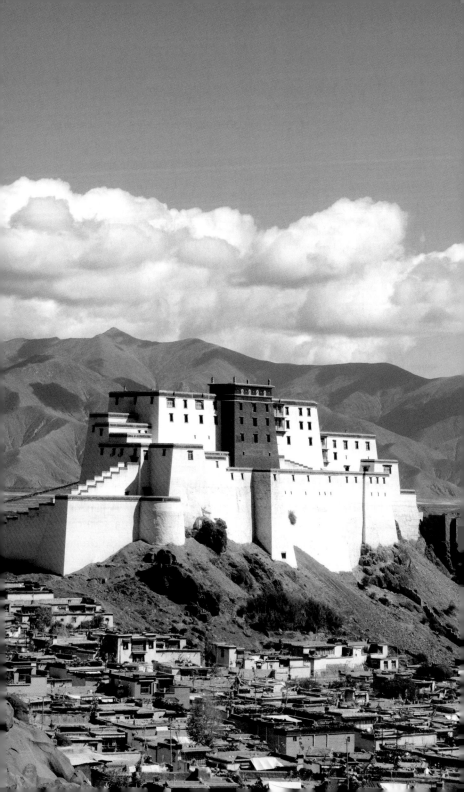

vórtices A, B y E. Estos, a su vez, producen un efecto estimulante sobre otros dos: C y D. Pero debido a la excesiva actividad de las piernas, los vórtices de las rodillas —F y G— se sobreestimulan y acaban agotándose hasta tal punto que la acumulación de las fuerzas vitales, junto con el agotamiento de dichos vórtices, hace que los practicantes experimenten una especie de «borrachera psíquica», que ellos confunden con algo espiritual, o cuando menos con algo religioso.

»Sin embargo —continuó el coronel— nosotros no realizamos excesivamente este ejercicio. Aunque los derviches giradores pueden dar cientos de vueltas, hemos descubierto que se obtiene un beneficio mayor si el número de giros se limita a doce aproximadamente, cantidad suficiente para que el rito número uno pueda estimular todos los vórtices.

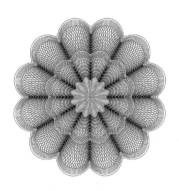

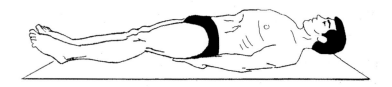

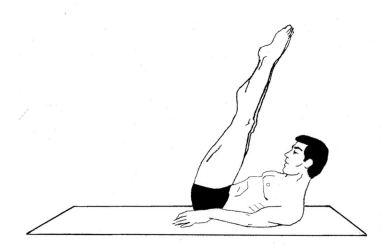

Rito nº 2

—Al igual que el rito número uno –prosiguió el coronel–, este segundo rito tiene como propósito estimular todavía más la actividad de los vórtices. Es aún más sencillo que el primero. Para realizar el rito número dos, se tiende uno sobre la espalda, en el suelo o en la cama. Si se practica en el suelo se deberá utilizar una alfombra o una manta doblada varias veces para que el cuerpo no entre en contacto con el frío del suelo. Los lamas tienen lo que se puede denominar una «esterilla de oración». Mide unos sesenta centímetros de ancho por un metro veinte de largo. Es muy gruesa y está hecha de lana y cierta fibra vegetal. Se emplea únicamente con fines de aislamiento, por lo que carece de cualquier otro valor. No obstante, para los lamas todo es de naturaleza religiosa, de ahí su nombre: «esterilla de oración».

»Como ya he dicho, uno debe acostarse en su «esterilla de oración» o bien en la cama. Después tendrá que colocar las manos en las caderas. Los dedos deben permanecer juntos, con las puntas de cada mano giradas ligeramente apuntando una a la otra. A continuación se alzan lentamente los pies, manteniendo las piernas estiradas hasta que estas lleguen a una posición vertical. A ser posible, hay que extender los pies un poco más, por encima del cuerpo, hacia la cabeza, pero sin dejar que las rodillas se flexionen. Luego, poco a poco, hay que bajar los pies hasta el suelo y permitir que los músculos se relajen un momento. Después se deberá repetir nuevamente el rito.

»Uno de los lamas me dijo que cuando intentó practicar este sencillo rito estaba tan viejo, débil y decrépito que no era capaz de levantar ambas piernas. Por lo tanto, comenzó por levantar los muslos hasta que las rodillas estuvieran arriba, dejando que colgaran los pies. Poco a poco, sin embargo, pudo estirar las piernas hasta que al cabo de tres meses las levantaba y las mantenía erguidas con absoluta facilidad.

»Este lama en particular me maravilló —siguió el coronel— al contarme lo anterior. Era un cuadro perfecto de salud y juventud, aunque era muchos años mayor que yo. Por el puro placer de ejercitarse, acostumbraba a llevar sobre su espalda un saco de verduras que pesaba unos cincuenta kilos, desde el huerto al lamasterio, cientos de metros más arriba. Se tomaba su tiempo para hacerlo, pero sin detenerse ni una sola vez en su camino cuesta arriba, y cuando llegaba parecía no experimentar la más leve fatiga. Esto me causó gran sorpresa, pues la primera vez que subí con él tuve que detenerme al menos una docena de veces. Más adelante pude hacerlo fácilmente, sin utilizar mi bastón y sin pararme nunca, pero esa es otra historia.

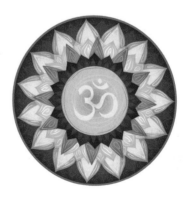

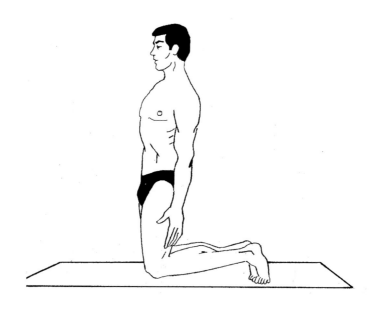

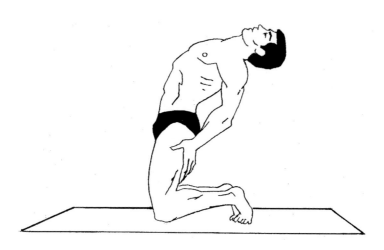

Rito nº 3

—El tercer rito debe practicarse inmediatamente después de haberse realizado el rito número dos, y también es muy simple. Todo lo que se necesita es arrodillarse sobre la «esterilla de oración», colocar las manos en los muslos y flexionar el cuello hacia delante tanto como sea posible, de modo que el mentón descanse sobre el pecho. A continuación se flexiona uno hacia atrás todo lo que pueda, levantando la cabeza y echándola hacia atrás lo más posible. Seguidamente, se vuelve a enderezar la cabeza y el cuerpo, se flexiona hacia delante nuevamente y se reinicia todo el rito. Este ejercicio es muy efectivo para acelerar la velocidad de los vórtices D, C y especialmente, el E.

»He visto a más de doscientos lamas realizar juntos este rito. Con objeto de dirigir su atención hacia el interior, cierran los ojos. De esta manera no se distraen al ver lo que están haciendo los demás y gracias a ello no pierden la concentración. Hace más de dos milenios y medio los lamas descubrieron que todo lo bueno proviene del interior, que todo aquello que vale la pena se origina dentro del individuo. Esto es algo que nunca se ha podido entender en Occidente. Aquí se piensa, como hacía yo, que todo lo valioso procede del mundo exterior.

»Los lamas, especialmente los de ese lamasterio en particular, realizan una gran labor por la humanidad. Esta labor, sin embargo, se lleva a cabo en el plano astral, desde el cual ayudan a la humanidad de todas las regiones de la Tierra, plano que está por encima de las vibraciones del mundo y que constituye un poderoso punto focal, desde donde se pueden alcanzar infinidad de logros con un mínimo esfuerzo.

»Algún día el mundo descubrirá con asombro lo que las fuerzas invisibles —las fuerzas de Dios— han estado haciendo por los seres humanos. Quienes nos sometemos a una disciplina, y hacemos de nosotros mismos una nueva persona en cualquiera de las formas imaginables, estamos realizando una maravillosa labor en beneficio del género humano en general y de la gente de todos los lugares en particular. Los esfuerzos de estos seres avanzados se han unido formando un poder irresistible. Un nuevo día está naciendo para el mundo; de hecho, ya está aquí. Pero solamente a través de individuos como los lamas, o como tú y como yo, será posible ayudar al género humano.

»La mayor parte de la humanidad, y esto incluye países avanzados como los Estados Unidos e Inglaterra, continúa en lo más profundo de la Era de la Oscuridad. Sin embargo, se están preparando para hechos superiores y más gloriosos. En cuanto los hombres inicien una vida superior, el mundo se convertirá en un lugar mejor para todos.

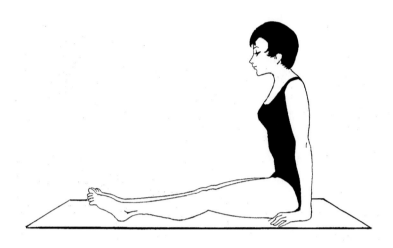

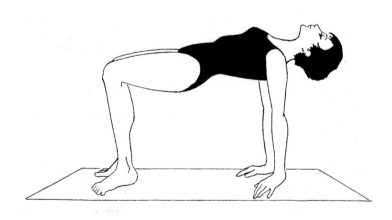

Rito nº 4

—Ahora, veamos el rito número cuatro –prosiguió el coronel–. La primera vez que intenté realizarlo me pareció muy difícil, pero después de dos semanas me resultó tan sencillo como cualquiera de los otros.

»Para comenzar, se sienta uno en la «esterilla de oración» con los pies juntos y estirados al frente. Luego se ponen las manos a ambos lados del cuerpo, se apoyan en el suelo y seguidamente se eleva el cuerpo, flexionando las rodillas de modo que los muslos queden horizontales en paralelo al suelo y las piernas verticales. De igual forma, los brazos quedarán estirados mientras todo el cuerpo, desde los hombros hasta las rodillas, permanece en posición horizontal. Antes de impulsar el cuerpo arriba, hacia la posición horizontal, el mentón deberá estar en contacto con el pecho. Luego, a medida que el cuerpo se eleve, se debe dejar que la cabeza vaya cayendo suavemente hacia atrás lo máximo posible. A continuación, se vuelve a la posición en la que estábamos sentados y se relaja uno durante un momento antes de repetir el proceso. Cuando el cuerpo se levanta para llegar a la posición horizontal, todos los músculos se tensan. Esto generará una tendencia a estimular los vórtices F, G, E y C.

»Después de abandonar el lamasterio –continuó el coronel Bradford–, estuve en varias de las ciudades más importantes de la India y a modo de experimento dirigí grupos, tanto de personas de habla inglesa como de nativos. Me encontré con que los miembros de más edad de ambos grupos sentían que a no ser que pudieran realizar un rito perfectamente, de una manera correcta, desde un principio, no podrían obtener ningún beneficio de su práctica. Me costó convencerlos de que estaban equivocados. Finalmente los persuadí de que hicieran todo lo posible y vieran lo que sucedía en el plazo de un mes. Después de grandes dosis de

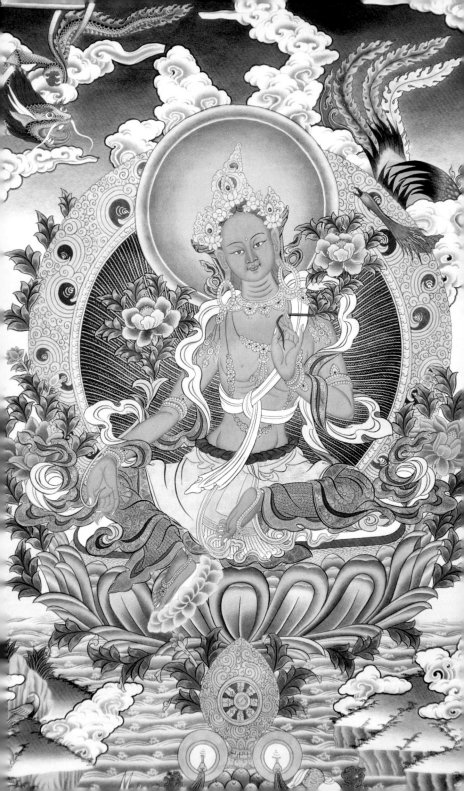

persuasión, pude lograr que se esforzaran cuanto pudieran, y los resultados obtenidos en ese mes fueron más que satisfactorios.

»Recuerdo que en una determinada ciudad uno de mis grupos estaba constituido por un gran número de ancianos. En este rito en particular —el número cuatro—, apenas si podían levantar su cuerpo del suelo; de ninguna manera eran capaces de llegar mínimamente a la posición horizontal. En el mismo grupo había varias personas mucho más jóvenes que no tenían la menor dificultad para realizar el rito perfectamente desde el principio. Esto desanimó tanto a la gente mayor que tuve que pedirles a los más jóvenes que se abstuvieran de realizar esta práctica hasta que pudieran llevarla a cabo sus compañeros mayores. Les expliqué que al principio yo tampoco podía, que no era capaz de hacerlo ni siquiera un poco mejor que cualquiera de ellos, pero que después conseguí practicar el rito cincuenta veces seguidas sin sentir la más ligera tensión ni en los nervios ni en los músculos; y para convencerlos, lo hice ante sus ojos. A partir de ese momento el grupo batió todas las marcas de resultados conseguidos.

»La única diferencia entre juventud y virilidad, y entre vejez y senilidad, es simplemente la diferente velocidad a la que giran los vórtices. Mediante la normalización de las distintas velocidades, el hombre viejo se convertirá otra vez en un hombre nuevo.

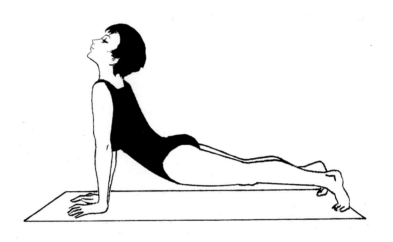

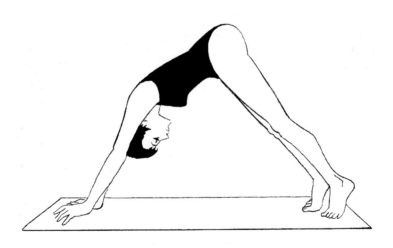

Rito nº 5

—La mejor forma de realizar el rito número cinco es poner las manos en el suelo con una separación entre ellas de aproximadamente sesenta centímetros. Luego, con las piernas estiradas hacia atrás y los pies también separados unos sesenta centímetros, se empuja el cuerpo, y en especial las caderas, hacia arriba tanto como sea posible, elevándolo mientras se apoya uno en el suelo con los dedos de los pies y las manos, a la vez que se baja la cabeza hasta que el mentón llegue a tocar el pecho. A continuación se deja que el cuerpo baje lentamente mientras se levanta la cabeza y se lleva hacia atrás lo máximo posible.

»Transcurridas varias semanas, que es cuando uno llega a ser un experto en la realización de este movimiento, se puede dejar que el cuerpo caiga desde su posición más alta hasta casi tocar el suelo, pero sin entrar en contacto con él. Los músculos deben tensarse un momento cuando el cuerpo se encuentra en el punto más alto y, de nuevo, al estar en el punto más bajo. Antes de que termine la primera semana, este rito en particular será uno de los más fáciles de practicar para cualquier persona.

A dondequiera que voy –continuó el coronel–, la gente al principio llama a estos ritos ejercicios de cultura física. Yo quisiera que comprendieran que no son ejercicios de cultura física en absoluto. Se practican solamente unas cuantas veces al día, por lo cual difícilmente podrían tener ningún valor como movimientos de cultura física. Lo que los ritos realmente hacen es provocar que los vórtices recobren su velocidad normal, la velocidad que sería normal, digamos, en un hombre joven, fuerte y vigoroso de veinticinco años de edad.

En una persona de estas características todos los vórtices giran normalmente a la misma velocidad. En cambio, si pudiéramos ver los siete vórtices de un hombre medio de

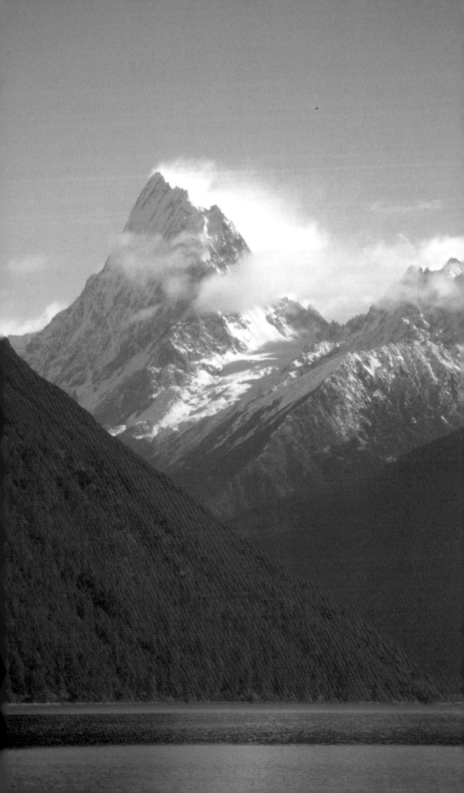

edad madura —débil, enfermo y no muy vigoroso—, nos daríamos cuenta en seguida de que algunos han disminuido considerablemente su movimiento giratorio y, lo que es peor aún, todos estarán girando a velocidades diferentes, ninguno de ellos estará funcionando en armonía. Los vórtices más lentos han ocasionado que la región del cuerpo que gobiernan se degenere, se deteriore y enferme. Los más rápidos, que giran a una velocidad mucho mayor, provocan nerviosismo y agotamiento nervioso. Sus vórtices harán de ese hombre cualquier cosa excepto un verdadero hombre.

MÁS INFORMACIÓN

Cuando el coronel terminó su descripción de los cinco ritos, le dije:

—Ahora déjame hacerte unas preguntas.

—Muy bien —contestó—, eso es precisamente lo que quiero que hagas.

—Me parece que gracias a tu descripción entiendo perfectamente los ritos —comencé—, pero ¿cuándo y con qué frecuencia deben realizarse?

—Pueden realizar por la noche y por la mañana —contestó el coronel—, o bien solo por la mañana o solo por la noche, según sea más cómodo. Yo suelo practicarlos tanto por la mañana como por la noche, pero no aconsejo a un principiante tanta estimulación al menos hasta que haya practicado durante un periodo aproximado de cuatro meses. Puede comenzar con un cierto número de repeticiones por la mañana y luego por la noche intensificar la práctica de forma gradual hasta que finalmente realice la misma cantidad de repeticiones que por la mañana.

—¿Exactamente cuántas veces se deben practicar estos ritos? –fue mi siguiente pregunta.

—Al principio –dijo– yo aconsejo que se practique cada rito tres veces al día durante una semana, y luego que se vaya aumentando dos veces más cada semana hasta llegar a realizarlos veintiuna veces al día, lo cual se logrará al principio de la décima semana. Si no se es capaz de practicar el rito número uno –es decir, el de los giros– el mismo número de veces que los demás, se hará tantas veces como se pueda sin sentirse demasiado mareado. Sin embargo, llegará un día en que será posible practicarlo las veintiuna veces.

»Sé de un hombre que necesitó más de un año para poder practicar este rito todas esas veces, aunque realizaba los otros cuatro sin ninguna dificultad, aumentando de forma gradual su número, hasta poder llevar a cabo las veintiuna repeticiones de los cuatro ritos. Y obtuvo resultados espléndidos.

»Bajo ciertas circunstancias –agregó el coronel– existen personas a las que definitivamente les es difícil comenzar con el rito número uno. Sin embargo, después de haber llevado a cabo los otros cuatro durante un periodo aproximado de seis meses, se sorprenden de ver lo fácil que les resulta hacer el primero. Lo mismo sucede con los otros ritos. Si por alguna causa uno o varios de los ritos no se pueden practicar, no hay que desanimarse, sino hacerlos como se pueda. En este caso, los resultados serán un poco más lentos, pero esa será la única desventaja.

»Si uno se ha sometido a una operación, digamos de apendicitis, o padece de una hernia, deberá ser muy prudente al practicar los ritos dos y cinco. Quien tenga exceso de peso deberá tener cuidado al realizar el rito número cinco, hasta que haya rebajado considerablemente su obesidad.

Los cinco ritos son importantes. Si alguien no es capaz de llevarlos a cabo el número de veces recomendado, de todos modos puede tener la seguridad de que el hecho de efectuarlos tan solo unas cuantas veces cada día ya le reportará grandes beneficios.

»Si a uno le parece que al final de la cuarta semana no puede realizar alguno de los ritos el número de veces requerido, deberá prestarles atención a estos ritos. Así pues, si se están practicando los cinco ritos por la mañana, será conveniente tratar de compensar las deficiencias por la tarde. O bien, si se están practicando los ritos por la tarde, se deberá hacer un esfuerzo para sacar tiempo por la mañana, para ponerse al día. En ninguno de los dos casos se deberán descuidar los demás ritos y, sobre todo, nunca se deberá forzar uno mismo. Si uno realiza los ritos de una manera fácil y con interés, en poco tiempo verá que todo está resultando satisfactorio y que está practicando los ritos el número de veces requerido.

»Algunas personas actúan por iniciativa propia e inventan pequeñas ayudas para sus prácticas. A un compañero de la India le parecía imposible realizar correctamente el rito número cuatro siquiera una sola vez. Se habría sentido satisfecho tan solo de haber podido levantar el cuerpo del suelo, pero estaba decidido a lograr la posición original tal como lo indicaba el rito. Tomó entonces una caja de aproximadamente veinticinco centímetros de alto por setenta de largo. Encima de ella colocó ropa de cama doblada del tamaño adecuado y se acostó boca arriba encima de la caja acolchonada. Luego, con los pies apoyados en el suelo en un extremo y las manos también en el suelo en el otro extremo, descubrió lo sencillo que resultaba elevar el cuerpo a la posición horizontal.

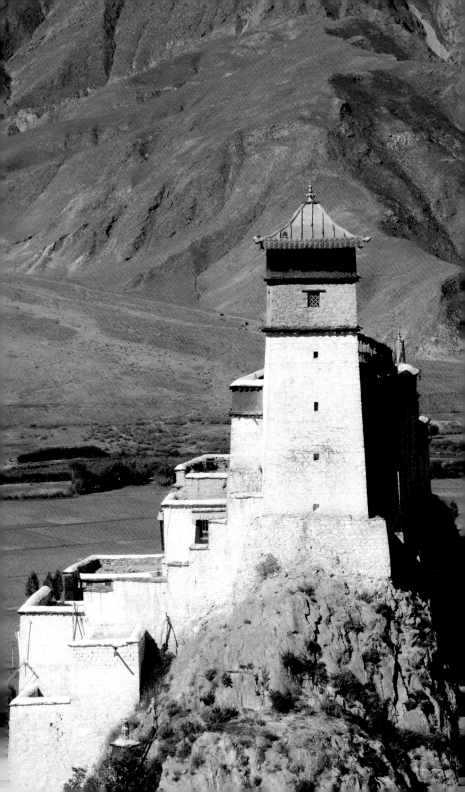

»Ahora bien, aunque es posible que este pequeño truco por sí mismo no ayudase a este anciano a realizar el rito las veintiuna veces, el efecto psicológico de poder elevar el cuerpo tan alto como los hombres más fuertes fue sin duda muy estimulante y tal vez haya sido muy benéfico para él. Particularmente, no recomiendo la ayuda de la que se valió este hombre, aunque quizá sirva a quienes piensan que es imposible progresar de otra forma: si uno posee una mente ingeniosa, hallará modos de ayudarse a realizar los ritos más difíciles.

»Estos ritos tienen tanto poder que, aunque se deje de practicar alguno de ellos, siempre que los demás se realicen regularmente el número total de veces requerido, se obtendrán excelentes resultados. Simplemente un solo rito ya hace maravillas; prueba de ello son los derviches giradores, de quienes ya hemos hablado. Si ellos giraran solamente un número limitado de veces, obtendrían un beneficio enorme, aunque tal vez no atribuirían la mejoría de su estado a los giros. El hecho de que giren de izquierda a derecha y de que los ancianos, quienes sin duda giran menos que los jóvenes, sean fuertes y vigorosos es una prueba irrefutable de que un rito por sí solo provoca efectos poderosos. Así pues, si uno cree que no puede llevar a cabo todas las repeticiones, debe saber que de todos modos experimentará resultados positivos con aquello que es capaz de hacer.

—¿Hay algo más, aparte de estos cinco ritos? –pregunté.

—Hay otras dos cosas que podrían ayudar. La primera es quedarse en pie entre cada rito, erguido, con las manos en las caderas, y realizar una o dos respiraciones profundas. La otra sugerencia es tomar un baño tibio o fresco, pero no frío, después de practicar los ritos. Algo todavía mejor es pasar una toalla mojada por el cuerpo. Pero hay que tener cuidado con lo siguiente: al ducharse, bañarse o lavarse con una toalla mojada, el agua nunca deberá estar tan fría que provoque escalofríos, aunque estos sean ligeros. Si se usa agua fría, se anulará todo el beneficio obtenido al practicar los cinco ritos.

—Todo esto es muy sencillo —me aventuré a comentar—. ¿Quieres decir que esto es todo lo que se necesita para convertir a un anciano en un hombre sano, robusto, viril y vigoroso?

—Todo lo que se requiere —contestó el coronel— es practicar al principio los cinco ritos tres veces al día y, como he explicado, ir aumentando luego su número hasta alcanzar las veintiuna veces diarias. Eso es todo, no hay nada más.

»Claro que —continuó— uno debe practicarlos todos los días para mantenerse robusto y con vitalidad. Se puede descansar un día a la semana, pero nunca más de uno. La práctica de los cinco ritos no es difícil en absoluto; para realizarlos se necesitan menos de diez minutos al día. Si es necesario, uno puede levantarse diez minutos más temprano o acostarse diez minutos más tarde.

»Los cinco ritos están expresamente encaminados a devolverle a un hombre la madurez, es decir, proporcionarle vigor y mantenerlo de manera constante. El hecho de que recobre o no su apariencia juvenil, como sucedió conmigo, dependerá del uso que le dé a su virilidad. A algunos hombres no les importa si parecen jóvenes o ni siquiera si tienen aspecto juvenil, siempre y cuando tengan su fuerza varonil. Por lo que a mí respecta, yo fui anciano durante tantos años —prácticamente cuarenta— que me encantó la idea de quitarme años, fuera como fuese.

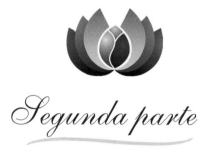

Segunda parte

Han pasado diez semanas desde el regreso del coronel Bradford de la India. Y muchas cosas han sucedido durante este tiempo. De inmediato comencé a poner en práctica los cinco ritos, y ya he visto resultados sorprendentes. El coronel ha estado muy ocupado con asuntos de negocios y lo he visto poco, pero en cuanto se encuentre un poco más libre me apresuraré a contarle mis progresos y le haré saber con entusiasmo mis sentimientos con relación a este nuevo y maravilloso sistema para recobrar la salud, el vigor, la fuerza, la virilidad y la vitalidad.

Desde el día en que supe que la recuperación de mi juventud y mi vigor iba por buen camino, pensé lo maravilloso que sería transmitirles a mis amigos estos conocimientos sobre los cinco ritos. Así que cuando el coronel tuvo un poco de tiempo, me puse en contacto con él para comentarle la idea de formar un grupo. Coincidió conmigo en que se trataba de una idea muy loable, y accedió a ser él mismo quien

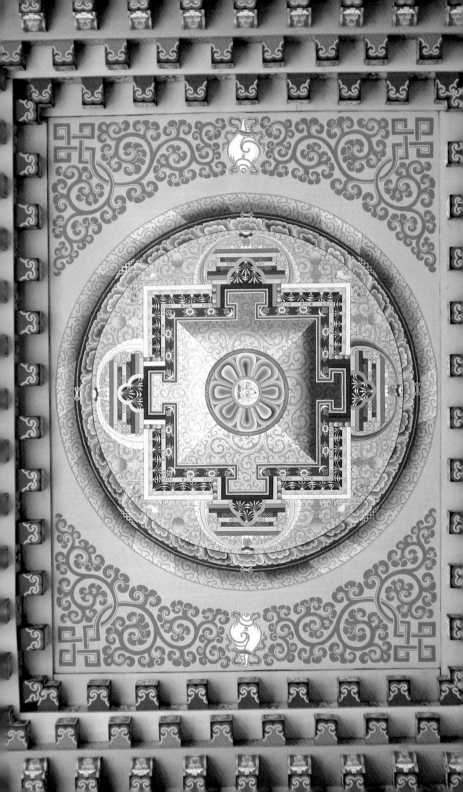

impartiera sus conocimientos, aunque impuso tres condiciones para ello.

La primera, que el grupo estuviera constituido por hombres de toda condición: desde peones de albañil hasta banqueros. La segunda, que ningún participante podía tener menos de cincuenta años de edad, aunque sí se admitiría a personas hasta de cien años o más, si es que conocíamos a alguien de esa edad. Acepté gustoso estas dos condiciones, aunque la tercera me decepcionó. El coronel insistía en que el grupo debía limitarse a quince integrantes, mientras que yo estaba pensando en un número diez veces mayor. Sin embargo, ningún tipo de persuasión o coacción pudo cambiar su forma de pensar.

Desde el principio tuvimos gran éxito con el grupo. Nos reuníamos una vez a la semana y todos mis amigos mostraron una fe incondicional en el coronel y en los cinco ritos. Ya en la segunda semana vi una marcada mejoría en varios de los participantes aunque, dado que estaba prohibido hacer comentarios sobre el progreso con ninguna persona que no fuera el coronel, me fue imposible verificar mi apreciación. No obstante, al final del mes tuvimos una reunión en la que cada integrante informó sobre la mejoría observada. Algunos hablaron de logros realmente brillantes, y otros incluso obtuvieron resultados más que notables. Un hombre que se acercaba a los setenta y cinco años de edad había conseguido mejores resultados que cualquiera de los demás miembros.

Continuaron las reuniones semanales del Club de los Himalayas, como habíamos bautizado a nuestro grupo. En la décima semana se cumplió un ciclo y prácticamente todos los miembros del club ya realizaban los cinco ritos veintiuna veces al día. Todos se sentían mejor y algunos afirmaban haberse quitado bastantes años de encima, y en tono de broma decían su edad como si fueran más jóvenes de lo que realmente eran. Esto me hace recordar que varios de ellos le habían preguntado al coronel su edad, pero él había contestado que les respondería al final de la décima semana. Llegó la tarde señalada, pero el coronel se retrasaba. Alguien sugirió que cada miembro escribiera en un trozo de papel la edad que le echaba al coronel y luego compararan lo que habían escrito. Mientras se recogían los papeles, llegó el coronel Bradford. Cuando le dijimos lo que estábamos haciendo, respondió:

—Tráiganmelos y yo veré si han acertado. Luego les diré cuál es en realidad la edad que tengo.

En todos los papeles ponía entre treinta y ocho y cuarenta y dos. Divertido, el coronel los leyó en voz alta.

—Gracias, caballeros —dijo—. Es muy halagador de su parte. Y como han sido muy sinceros conmigo, yo también lo seré con ustedes. En mi próximo cumpleaños festejaré los setenta y tres años de edad.

Los miembros del club lo miraron con asombro y consternación. Les costaba creer que alguien en apariencia tan juvenil pudiera haber vivido tanto tiempo. Luego quisieron saber por qué, si ya se sentían como si tuvieran la mitad de los años que en realidad tenían, no habían hecho tantos progresos a la hora de conseguir un aspecto juvenil.

—En primer lugar, caballeros —les dijo el coronel— ustedes han realizado este trabajo solo durante diez semanas. Cuando lleven dos años verán un cambio mucho más pronunciado. Y, además no les he dicho todo lo que hay que saber. Les he proporcionado los cinco ritos que tienen como propósito directo recobrar principalmente la energía y la virilidad, y que también hacen que uno parezca más juvenil; pero si realmente desean parecer y ser jóvenes en todos los aspectos, hay un sexto rito que deben practicar. Hasta ahora no les he hablado acerca de él porque no les habría servido de nada sin antes haber obtenido los resultados de los otros cinco.

El coronel les informó de que, para profundizar más en la ayuda del sexto rito, sería necesario que llevaran una vida más o menos moderada. Les sugirió que se tomaran una semana para pensarlo y decidir si deseaban hacerlo de esa forma durante el resto de sus vidas. Después, a quienes desearan seguir se les hablaría del rito número seis. Solo cinco de ellos regresaron a la semana siguiente, aunque según el coronel, la respuesta de este pequeño grupo fue mejor que las que había obtenido con cualquiera de sus grupos en la India.

Cuando le habló por primera vez al grupo acerca del sexto rito, explicó que la energía procreadora debe elevarse, y que este proceso de elevación provocaría no solo que la mente se renovara, sino todo el cuerpo, aunque ello implicaría ciertas restricciones a las que al hombre normalmente no le interesa someterse. Después continuó con su explicación.

—En el hombre con vigor sexual medio –dijo el coronel– las fuerzas vitales siguen su curso hacia abajo, pero para convertirse en un superhombre habrán de dirigirse en dirección contraria. Es lo que se conoce como «el nuevo uso de la energía reproductora». Cambiar el curso de tales fuerzas hacia una dirección superior es algo muy sencillo; sin embargo, el hombre lo ha intentado de muchas formas durante siglos y ha fracasado en casi todas ellas. Diferentes órdenes religiosas del mundo occidental han concedido gran importancia a este asunto, pero han fracasado igualmente porque intentaron controlar la energía procreadora mediante la represión. Solamente hay una forma de controlar este poderoso instinto, y no es disipándola ni reprimiéndola, sino TRANSMUTÁNDOLA –transmutándola y, al mismo tiempo, elevándola–. De esta

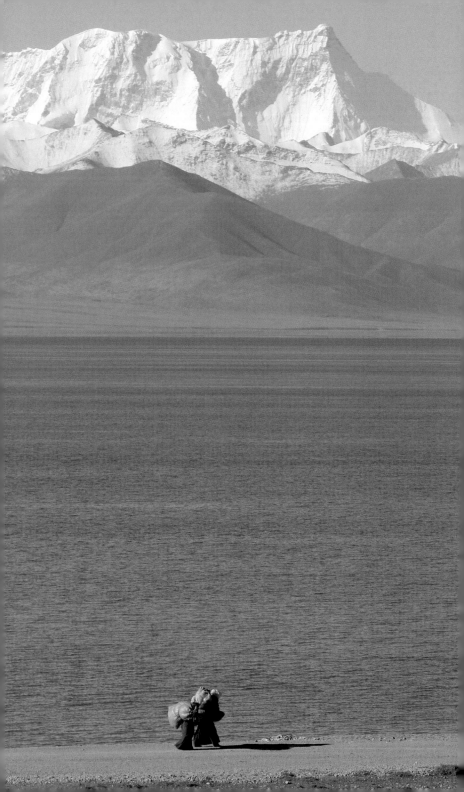

forma se habrá descubierto de verdad no solo el «elixir de la vida», como lo llamaban los antiguos, sino también una forma de utilizarlo en la práctica, algo que ellos rara vez fueron capaces de hacer.

»Ahora bien, este rito número seis es lo más sencillo del mundo. Se debe practicar cuando se tenga un exceso de energía procreadora, cuando haya un deseo de expresarla, y resulta tan fácil que es posible hacerlo en cualquier lugar y a cualquier hora. Cuando uno sienta que el instinto reproductor es muy poderoso, lo único que hay que hacer es lo siguiente: se pone uno en pie, erguido, y se deja que salga todo el aire de los pulmones al mismo tiempo que se agacha uno y se coloca las manos en las rodillas. Se hace salir hasta el último resto de aire. Luego, con los pulmones ya vacíos, de pie, se colocan las manos en las caderas y se las empuja hacia abajo. Esto generará una tendencia a elevar los hombros.

»Mientras se realiza este movimiento, se mete hacia dentro el abdomen pero solo hasta donde sea posible, lo cual ocasionará que el pecho se eleve. Se mantiene esta posición tanto como se pueda. Entonces, cuando uno se vea forzado a tomar aire, se deberá permitir que este fluya hacia el interior de los pulmones a través de la nariz, expulsándolo luego por la boca mientras se relajan los brazos y se deja que cuelguen de manera natural a ambos costados. Después se hacen unas respiraciones profundas por la boca o por la nariz. Así se completa la realización del rito número seis. Para dominar el instinto varonil y elevar de nivel las poderosas fuerzas reproductoras, se necesitan aproximadamente tres repeticiones de este rito.

»La única diferencia que existe entre el hombre con vigor sexual medio y el superhombre es que el primero permite que el instinto reproductor fluya hacia abajo, mientras que el segundo eleva ese instinto y produce dentro de sí mismo un nuevo hombre: un hombre fuerte, poderoso, magnético, que cada vez se vuelve más joven, día tras día, momento a momento. Este es el verdadero SUPERHOMBRE que crea dentro de sí mismo el verdadero «ELIXIR DE LA VIDA». ¿Ahora entiendes por qué resultaba innecesario que dejara mi Inglaterra natal para encontrar la «fuente de la juventud»? Estuvo siempre dentro de mí. Ahora puedes ver que cuando te escribí hace un tiempo que había encontrado la «fuente de la juventud» y que la traería conmigo, me refería exactamente a esto. Los cinco ritos y la «fuente» son uno.

»Cuando recuerdo a Ponce de León y su infructuosa búsqueda de la «fuente de la eterna juventud», pienso que habría sido más sencillo para él quedarse en casa y sencillamente utilizarla; pero él, al igual que yo, creía que se encontraba en cualquier otro lugar, excepto en uno mismo.

»Por favor, es importante entender que para realizar el rito número seis es necesario que un hombre tenga gran vigor sexual. No es posible elevar y transmutar energía procreadora si esta es escasa o si no hay nada que transmutar. Es absolutamente imposible para el hombre impotente o para quien tiene poco vigor sexual llevar a cabo este rito. No debe ni siquiera intentarlo, pues con ello solo se desanimaría, lo cual le ocasionaría un daño tremendo. En lugar de ello, debe practicar primero los otros cinco ritos hasta llenarse de poder masculino, independientemente de lo viejo o joven que sea. Después, cuando experimente dentro de él el primer impulso de juventud, podrá continuar, si así lo desea, con el proyecto de convertirse en un SUPERHOMBRE.

»El hombre mundano se interesa solo por las cosas materiales que le rodean, por lo cual deberá practicar únicamente los primeros cinco ritos hasta que sienta en su interior el impulso y el deseo de convertirse en un SUPERHOMBRE.

»Luego, deberá decidirse con claridad, porque un comienzo sano y una nueva vida son absolutamente necesarios para quienes llevan una SUPERVIDA. Se trata de personas que se han convertido en MÍSTICOS, OCULTISTAS y ADEPTOS. Ellos son quienes verdaderamente ven con EL OJO DE LA REVELACIÓN

»Repito, no se debe permitir que ningún hombre se interese en elevar el flujo sexual hasta que esté totalmente seguro, mentalmente y de corazón, de que desea llevar una vida MÍSTICA. Luego habrá que dejarlo que dé un paso adelante y su esfuerzo se verá recompensado con el éxito.

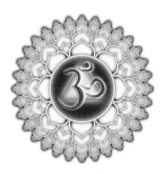

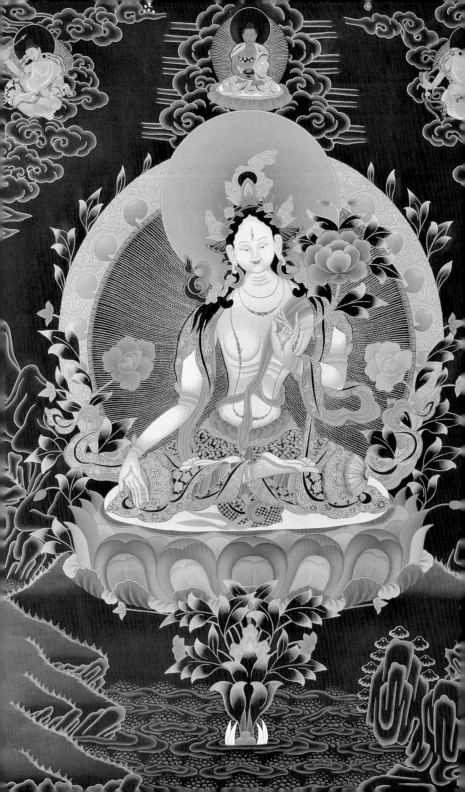

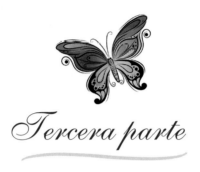

Tercera parte

Después de la décima semana, el coronel Bradford dejó de asistir a la reunión semanal. Sin embargo, aún mantenía su interés por el Club de los Himalayas y de vez en cuando hablaba sobre diversos temas que eran útiles para su labor. A veces los miembros del club le pedían que los aconsejara sobre un tema en particular. Por ejemplo, una noche hablábamos entre nosotros acerca del papel tan importante que juega la comida en nuestras vidas, sobre cómo los alimentos que ingerimos nos hacen lentos y torpes. Sin embargo, ninguno de nosotros sabía mucho sobre el tema, así que le pedimos al coronel que en la siguiente reunión nos aconsejara según la norma de los lamas con respecto a la alimentación.

—En el lamasterio de los Himalayas, donde yo era un neófito —nos dijo el coronel mientras se dirigía a nosotros la semana siguiente—, no hay problemas en lo que se refiere a la comida correcta, ni en cuanto a la cantidad que se ingiere. Cada uno de los lamas realiza su parte del trabajo para producir lo que se necesita. Además, todo el trabajo se lleva a cabo

51

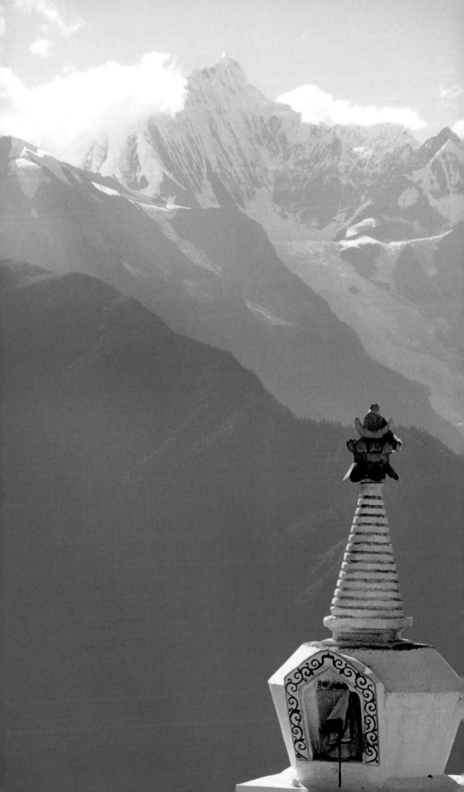

con los medios más primitivos. Incluso la tierra se trabaja con las manos. Desde luego, los lamas podrían usar caballos y arados si así lo quisieran, pero el contacto directo con la tierra, su manejo y la labor que se hace con ella parece como si agregara algo a la existencia del hombre. En lo que a mí respecta, ese trabajo me hizo sentir profundamente que era parte del universo; no solo que trabajaba con la tierra o que trabajaba para ella, sino más bien que el universo y yo éramos uno.

»Ahora bien, es verdad que los lamas son vegetarianos, pero no de forma muy estricta. Emplean huevos, mantequilla y queso en cantidades suficientes y necesarias para cubrir ciertas funciones del cerebro, el sistema nervioso y el resto del organismo. Pero aparte de esto, no necesitan la carne, a pesar de lo cual son fuertes y vigorosos sexualmente, ya que quien practica el rito número seis no tiene necesidad de carne ni pescado.

»La mayoría de quienes se unen a los lamas son hombres mundanos que saben poco acerca de la comida y de las dietas. Sin embargo, apenas se encuentran en el magnífico retiro que son los Himalayas, en muy poco tiempo comienzan a mostrar signos de mejoría física debido, sin duda, a la dieta del lamasterio.

»Ningún lama es selectivo en cuanto a sus alimentos. No puede serlo porque hay poco donde elegir. La dieta de un lama consiste en comida buena y sana, pero como norma esa comida debe componerse de un solo alimento. Esto por sí mismo constituye un secreto de salud. Cuando uno ingiere únicamente un tipo de comida a la vez no existe incompatibilidad alguna de alimentos dentro del estómago. Esto sucede porque los almidones no se combinan con las proteínas. Por ejemplo, cuando el pan, que es almidón, se come con carne, huevos o queso, que contienen proteínas, se genera una reacción en el estómago que puede incluso ocasionar dolor físico y que, sin duda, contribuye a acortar la vida, y no precisamente haciéndola más feliz.

»Muchas veces, en el comedor del lamasterio, me senté a la mesa con los lamas e ingerimos una comida que consistía solamente en pan. Otras veces no comíamos más que verduras y frutas frescas, y en otras ocasiones solo verduras y frutas cocidas. Al principio extrañaba enormemente la gran variedad de productos que consumía en una única comida, pero después de un poco tiempo pude comer y gozar de un alimento que consistía solo en pan negro o en una fruta en particular. A veces era un banquete de una verdura.

»El punto al que quiero llegar, caballeros, no es que deban resignarse a una dieta constituida por un tipo de alimento en una comida, sino que es necesario mantener separados durante la comida frutas y verduras de carnes y pescado.

»Se permite ingerir un alimento formado solo por carne. En efecto, es posible comer varios tipos de carne en una comida. Es posible comer mantequilla, huevos y queso con carne y pan negro y, si se desea, café o té, pero no se debe finalizar con nada que sea dulce o que contenga almidón; ningún pastel o budín.

»Repito, el alimento puede estar constituido estrictamente por almidones. De esa manera, podemos entregarnos al consumo de toda clase de frutas dulces, todo tipo de pan, mantequilla, pastelillos, budines y verduras frescas o cocidas sin sentir ningún efecto negativo. Pero habrá que mantener separados estos alimentos.

»Al parecer, la mantequilla es neutra. Se puede utilizar ya sea con alimentos con almidón o con carne. La leche, sin embargo, va mejor con los alimentos ricos en almidón. El café y el té deben tomarse solos, nunca con nata, aunque una pequeña cantidad de dulce no hará ningún daño.

»Otro aspecto benéfico e interesante que me llamó la atención mientras viví en el lamasterio fue el uso que se les da a los huevos. Los lamas no consumían huevos enteros a menos que se dedicaran a una actividad manual; en ese caso podían comer un huevo a medio cocer. Sin embargo, se permitía comer la yema cruda y desechar la clara. Antes de aprender más, me parecía que darles a los pollos las claras cocidas era desperdiciar un gran alimento, pero ahora sé que no se deben comer las claras salvo cuando se esté llevando a cabo una actividad de tipo manual. Las claras son aprovechadas solo por los músculos.

»Aunque siempre había sido consciente de que las yemas eran particularmente valiosas, no fue sino hasta después de haber llegado al lamasterio y tenido la oportunidad de conversar con un químico austríaco cuando me enteré de su verdadero valor. Así pues, me quedé asombrado al descubrir que los huevos comunes de gallina contienen como mínimo la mitad de los elementos requeridos por el cerebro, los nervios, la sangre y los tejidos. Es verdad que estos elementos solo se necesitan en pequeñas cantidades, pero se deben incluir en la dieta para poder estar robusto y sano tanto mental como físicamente.

»Hay algo más que aprendí de los lamas y que es de fundamental importancia. Ellos me enseñaron a comer despacio, no solo porque sí, sino para poder masticar completamente la comida. El pan de los lamas es correoso y requiere una buena masticación para reducirlo a líquido antes de tragarlo. Yo antes solía comer muy rápido; sin embargo, aprendí a hacerlo con lentitud y de manera consciente.

»Todo lo que uno come debe ser, por así decirlo, «digerido» en la boca. Los alimentos han de mezclarse por completo

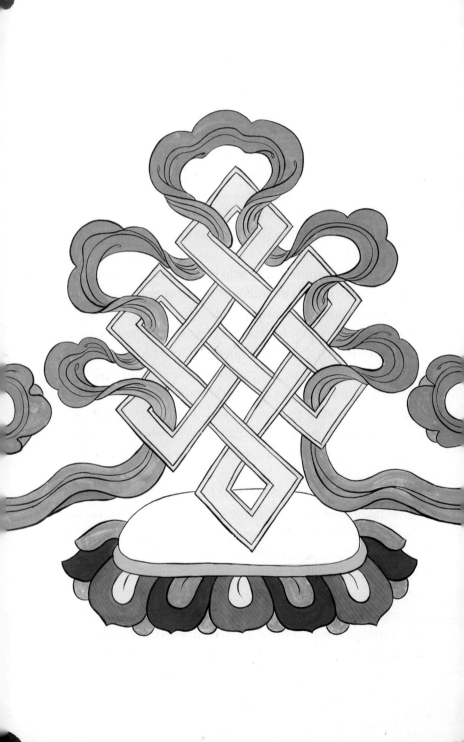

con la saliva; en caso contrario, serán dinamita cuando lleguen al estómago.

»Aunque uno sea capaz de «digerir» con poca mastica-ción los alimentos que contienen proteínas, como la carne y el pescado, de cualquier manera es sensato masticarlos a fondo. Cuando se mastica por completo la comida, se puede obtener de ella una mayor nutrición. Esto hará que se necesi-te una menor cantidad de alimento, y tal vez incluso se tendrá que reducir a la mitad.

»Muchos hábitos que consideraba normales antes de entrar en el lamasterio me parecieron pésimos dos años des-pués. Una de las primeras cosas que noté al llegar a una de las ciudades más grandes de la India fue la enorme cantidad de alimento consumido por toda la gente que puede permitír-selo. Vi a un hombre que ingería una cantidad tal de alimento en una sola comida que sería suficiente para alimentar a cua-tro lamas que desempeñaran una ardua labor y mantenerlos vivos y saludables, siempre y cuando los lamas pusieran esa variedad de comida en su estómago, algo que nunca harían.

»La variedad fue otro aspecto que me horrorizó. Una vez adquirido el hábito de comer uno o dos alimentos en una comida, me sorprendió contar veintitrés variedades de ali-mentos una tarde en el hotel. No es de extrañar que los in-gleses y los norteamericanos tengan estómagos tan faltos de calidad y una salud terriblemente pobre. Parecen no saber nada sobre el tipo de alimentos que deben comer para con-servarse sanos y fuertes.

»Precisamente la otra noche fui a cenar con un hombre muy culto. Es un intelectual que se dedica a la enseñanza. Mientras esperábamos que nos sirvieran, afirmó con toda serenidad que en pocos años el género humano se convertiría en algo verdaderamente valioso siempre y cuando pusiera en práctica sus ideas y lo hiciera a conciencia. Es un erudito con una mente muy clara, y yo estaba impresionado por sus conocimientos, sus ideas tan originales y su capacidad para expresarlas. Pero mi opinión sobre él cambió cuando vi la comida que había elegido. Se trataba de la combinación más atroz que jamas había visto, una especie de TNT nutritivo. Pensé que solo con darle unas sencillas ideas sobre la comida, ese hombre podría convertirse en pocas semanas en una fuerza benéfica y valiosa para el mundo.

»La alimentación apropiada así como la combinación correcta de los alimentos, de la cantidad adecuada y del método idóneo para ingerirlos producen excelentes resultados. Ello nos permite ganar unos kilos si nos encontramos por debajo de nuestro peso ideal y perderlos si es que tenemos exceso. Hay otros muchos aspectos de diversa índole que debiera comentar con ustedes esta noche pero el tiempo se ha terminado.

»Tengan presentes estas cinco ideas: primero, nunca deben ingerir almidones y carne en la misma comida; segundo, si el café les hace daño, tómenlo solo, sin leche ni nata; si continúan sintiendo molestias, dejen de consumirlo; tercero, mastiquen la comida hasta convertirla en líquido y reduzcan la cantidad de alimento tanto como sea posible; cuarto, procuren comer, antes que otra cosa, yemas de huevo crudo una vez al día, a la hora de la comida pero no con los alimentos, sino más bien un poco antes o un poco después; por último, reduzcan las variedades de comida al mínimo. Si uno realmente tiene hambre antes de empezar a comer, la tendencia a desear muchos alimentos diferentes desaparecerá.

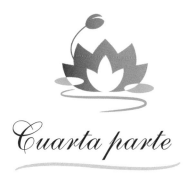

Cuarta parte

El coronel Bradford estaba hablando por última vez ante el Club de los Himalayas, antes de emprender un viaje por los Estados Unidos y una visita a su Inglaterra natal. Había elegido como tema lo que ayuda a un hombre a rejuvenecer, independientemente de que practique o no el rito número seis. Mientras hablaba, parecía estar más vivo, más alerta, más vigoroso y viril que nunca. A su regreso del lamasterio, me dio la impresión de que había alcanzado la suma perfección; sin embargo, desde entonces continuó mejorando, e incluso ahora seguía alcanzando logros de forma constante.

—Hay varias cuestiones de las que quisiera hablar esta noche –comenzó el coronel–. Estoy seguro de que les interesarán. La primera de ellas es la voz humana. ¿Se han dado cuenta de que cuando uno pone atención a la voz de un hombre es posible advertir de inmediato la vitalidad masculina que posee con solo oírlo? Todos ustedes han oído la voz chillona y aguda de un anciano. Pues bien, cuando la voz de un hombre comienza a adquirir ese tono tan alto significa que el

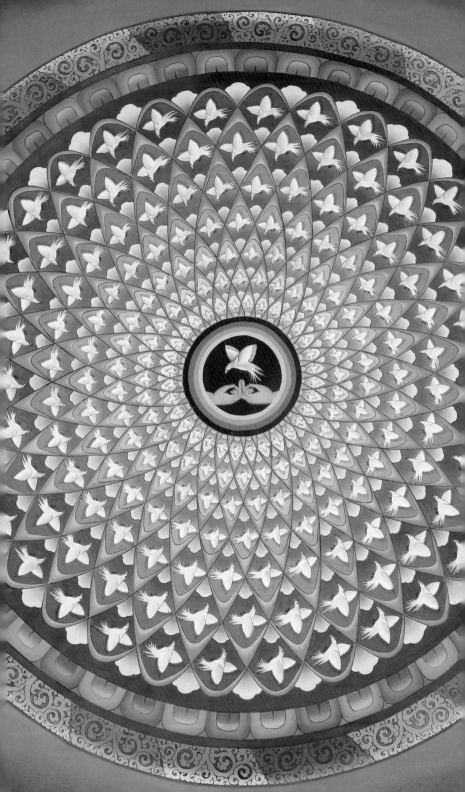

individuo se encuentra en una condición deplorable. Permítanme que les explique.

»El vórtice de la base del cuello ejerce un poder sobre las cuerdas vocales. Este vórtice y el que está debajo del centro sexual se encuentran directamente relacionados. Desde luego, todos los vórtices tienen un vínculo común, pero estos dos están, por decirlo así, acoplados. Lo que afecta a uno afecta al otro de modo tal que cuando la voz de un hombre es de un tono alto, su virilidad es baja.

»Ahora bien, todo lo que se necesita para acelerar esos dos vórtices junto con los demás es practicar los cinco ritos. Sin embargo, no tenemos que esperar a que estos vórtices hayan incrementado su velocidad gracias a la práctica de los cinco ritos; es posible aumentar su velocidad de vibración mediante un método especial que funciona muy bien. Esta práctica en particular es sencilla. Consiste simplemente en dejar salir la voz en un tono grave y mantenerla así, sin permitir que cambie a un tono alto, agudo o chillón. Escuchen a aquellos que posean una buena voz grave y se percatarán de los sonidos vocales de un verdadero hombre. Luego, cuando hablen, mantengan, tanto como puedan, la voz en un tono bajo, en un tono masculino.

»A los hombres verdaderamente viejos este les parecerá un ejercicio considerablemente difícil, pero gracias a él se obtienen grandes resultados. Lo primero que uno notará es que al hacer grave la voz, se aumentará la velocidad del vórtice que se encuentra en la base de la garganta. Esto acelerará el centro sexual, lo cual mejorará la energía viril del hombre, provocando a su vez que el vórtice de la garganta acreciente su velocidad. Un adolescente, cuya voz está cambiando, experimenta el mismo fenómeno. Los dos vórtices aumentan su velocidad. En este caso, se debe por lo general a que

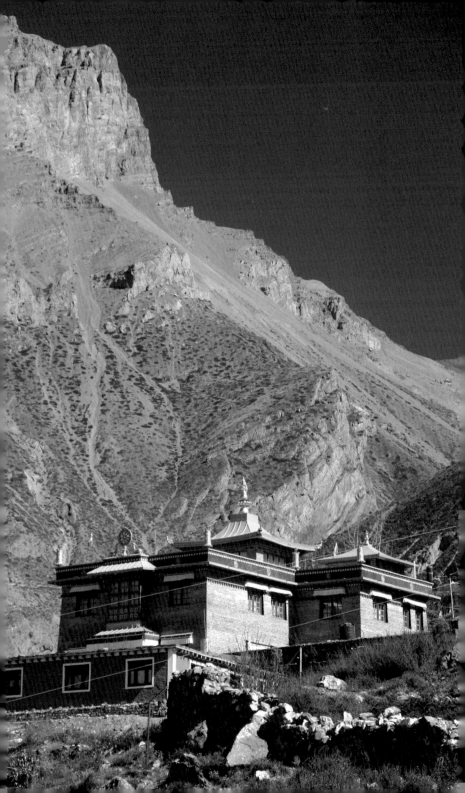

el vórtice del centro reproductor por naturaleza se acelera, pero cualquier cosa que acelere el vórtice de la garganta hará que su vórtice compañero inferior incremente también su velocidad.

»Hay muchos hombres jóvenes robustos y con vigor sexual que no permanecerán en ese estado durante mucho tiempo, ya que su particular voz, por diversas razones que no puedo explicar ahora por falta de tiempo, nunca adquirirá un tono masculino. Pero definitivamente estos jóvenes, al igual que los ancianos, pueden obtener resultados maravillosos haciendo más grave el tono de sus voces. Esto significará en los hombres jóvenes una virilidad prolongada y en los viejos, una renovada virilidad.

»Hace un tiempo, encontré un espléndido ejercicio para la voz. Al igual que todos los demás, este también es muy sencillo. Hay que tratar de practicarlo en cualquier sitio, ya sea solo o en algún otro lugar donde haya suficiente ruido a fin de que este ahogue la voz y no cause molestia a los demás. Debe realizarse pronunciando con una voz grave y masculina, parcialmente por la nariz: «Me-me-me-me-me».

»Este ejercicio ha de repetirse una y otra vez. Cuando uno llegue a alcanzar un tono bastante bajo, hay que tratar de hacerlo en una habitación pequeña. Frecuentemente es posible hacer que la estancia resuene con la voz. Luego habrá que intentar producir el mismo efecto en una habitación más amplia. Sin duda, escuchar la vibración de la voz no es del todo necesario; sin embargo, esa vibración provocará que los otros vórtices del cuerpo aumenten su velocidad, en especial el del centro sexual y los dos de la cabeza.

»Podría agregar también que en las mujeres ancianas la voz se vuelve chillona, lo cual debiera moderarse. Por supuesto, la voz de una mujer por naturaleza es más aguda que la de un hombre. Disminuir su voz hasta un tono tan grave como el de un hombre no le reportaría el menor beneficio. Esto aceleraría la velocidad de los dos vórtices, el de la garganta y su compañero, y haría que esta mujer actuara, mirara, pensara y hablara de manera varonil. Por la misma razón, una mujer con aspecto varonil podría mejorar enormemente elevando el tono de su voz hasta alcanzar el nivel de una mujer normal.

»He sabido de hombres con voces agudas que tomaban tantas bebidas alcohólicas que desarrollaron «voces de whisky»: graves y retumbantes. Para su sorpresa, comenzaron a volverse nuevamente viriles. Por lo general, atribuían su buena suerte a la inmoderación o a una cierta marca de whisky, pero no fue el exceso de alcohol lo que influyó directamente. Lo que sucedió fue que las cuerdas vocales se irritaron y, por tanto, se inflamaron. Esto ocasionó que su voz fuera más grave y aumentó la velocidad del vórtice de la garganta, lo que a su vez incrementó las vibraciones del vórtice inferior, en el centro sexual, y generó en ellos una renovada vitalidad masculina.

»Ahora —prosiguió el coronel, después de hacer una pausa— quiero hablar de algo más, algo que podría llevar el título: «Cómo abandonar al anciano interior». Hacer grave la voz y aumentar la velocidad de los vórtices ciertamente tiene mucho que ver en la eliminación del anciano que hay dentro de nosotros, pero existen otras cosas que pueden ayudar a rejuvenecer, aunque no afectan directamente a los vórtices. Si fuera posible sacar de repente a un hombre de un cuerpo viejo y decrépito y colocarlo en otro flamante, de unos veinticinco años de edad, estoy seguro de que ese hombre, que se permitió a sí mismo envejecer, haría casi cualquier cosa por permanecer anciano. Es verdad que lo animaría el hecho de estar rodeado de mujeres, pero aparte de eso creo que continuaría siendo viejo.

»Sin duda alguna, el envejecimiento es provocado por la ausencia de virilidad, pero no es esa la única causa. El mundo está lleno de hombres de sesenta años que experimentan el dudoso placer de comportarse como viejos. Todo esto es un error. Independientemente de que uno goce o no de una gran vitalidad en el presente, debe hacer todo lo posible por eliminar al «anciano» que se arrastra dentro de él. Hay que sacarlo y erradicarlo. Por lo tanto, caballeros, de ahora en adelante, libérense de ese «anciano» que reside dentro de ustedes. ¿Cómo se consigue esto? Es muy sencillo. No hagan lo que hace la gente. Con su nueva y siempre creciente vitalidad, debería resultarles fácil.

»Lo primero que hay que hacer es ponerse derechos. Manténgase erguidos como debe hacerlo un hombre. Cuando comenzaron con este grupo, algunos de ustedes estaban tan encorvados que parecían un signo de interrogación; luego, al recobrar el vigor y empezar a renovar sus espíritus, empezaron a enderezarse. Eso fue magnífico, pero no se detengan ahora. Enderécense de inmediato, saquen el pecho y metan el estómago y el mentón, y en un momento habrán eliminado veinte años de su apariencia y cuarenta de su mente.

»Después eliminen los hábitos de anciano. Cuando caminen, sepan primero a dónde se dirigen; a continuación, comiencen y continúen. No troten ni corran, pero levanten los pies y den grandes zancadas. Mantengan un ojo en el camino y el otro en los lugares por donde pasan.

»En el lamasterio de los Himalayas había un hombre, un europeo, a quien no le habríamos calculado más de treinta y cinco años, y que, en todos los aspectos, se comportaba

65

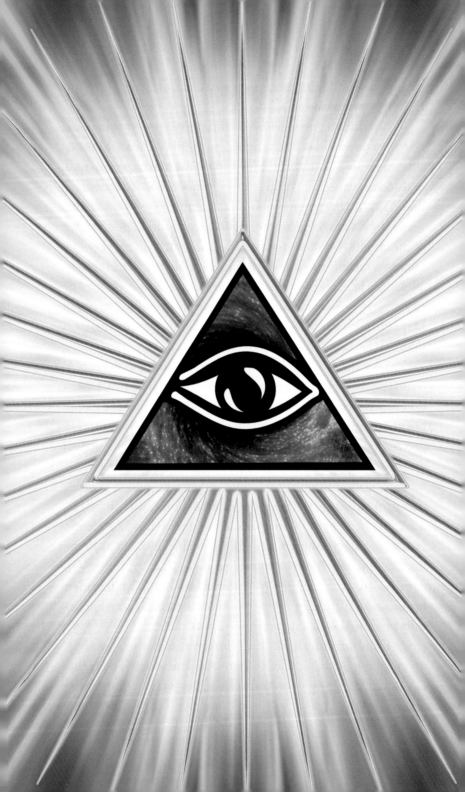

como si tuviera veinticinco. Este hombre tenía más de cien años, y si yo les dijera cuántos más de cien, no me creerían.

»Ahora diré algo acerca de su peso. Si están por debajo de su peso, pueden quitarse años si engordan. Si padecen de sobrepeso, lo cual es un claro signo de vejez y senilidad, pueden quitarse más años adelgazando hasta un nivel normal. Asimismo, libérense también de los abdómenes abultados.

»Aquí tienen algo más que les debe de interesar. Hace solamente dos años yo estaba tan calvo como el más calvo de ustedes. Cuando comencé a recobrar mi vitalidad, uno de los lamas me dijo que me aplicara un masaje en el cuero cabelludo con un trozo de mantequilla dos veces a la semana. La mantequilla debía estar fresca, sin nada de sal. Siguiendo sus consejos, me aplicaba el masaje con mantequilla en el cuero cabelludo hasta que rápidamente entraba en calor. Esto lo realizaba una hora después de comer. Los elementos de la comida eran conducidos al cuero cabelludo mediante la circulación de la sangre. Me aplicaba el masaje de manera tan concienzuda que los vasos sanguíneos se dilataban, las raíces capilares recogían los nutrientes necesarios y mi cabello creció, como es evidente.

»Aunque puedan no estar interesados en convertirse en místicos en este momento, tienen la posibilidad de quitarse muchos años de su mente, de su actitud y de sus sentimientos. Así que comiencen de una vez. Cualquier esfuerzo que lleven a cabo será recompensado, se lo puedo asegurar. No les he dado más que sencillos ritos y prácticas porque es precisamente lo sencillo lo que nos proporciona salud, juventud, virilidad y éxito, cuando todo lo demás falla.

»Ha sido muy emocionante verlos cambiar y mejorar día a día —concluyó el coronel—, pero ahora saben todo lo que necesitan saber por el momento. Cuando estén listos para más información, el maestro aparecerá. Hay otras personas que precisan estas revelaciones mucho más que ustedes las necesitaban, caballeros, por lo que me voy a poner en camino para estar con ellos.

Desde luego, lamentamos que nuestro amigo el coronel se marchara. Pero estábamos contentos y agradecidos por la inestimable información que nos había proporcionado. La idea de que el coronel iba a ayudar a otros hombres, como lo había hecho con nosotros, a encontrar la «fuente de la juventud», la «piedra filosofal», el «elixir de la vida», nos llenaba de emoción. Sinceramente, en aquel momento pensé para mis adentros: «EL OJO DE LA REVELACIÓN ESTÁ EN EL MUNDO».

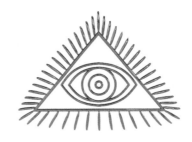

Índice